FORSCHUNGSBERICHT DES LANDES NORDRHEIN-WESTFALEN

Nr. 2696/Fachgruppe Medizin

Herausgegeben im Auftrage des Ministerpräsidenten Heinz Kühn
vom Minister für Wissenschaft und Forschung Johannes Rau

Prof. Dr. Georg Tauberger
Dr. Heinz-Jürgen Dülme
Dr. Peter-Jürgen Flory
Dr. Hans-Ulrich Thoneick
Dr. Wolfgang Volkert
Dr. Ernest Wilson
Pharmakologisches Institut der Universität Bonn

Der Einfluß von Antihypertonika-Kombinationen
(Reserpin, Clonidin und Acetylandromedol)
auf den Blutdruck und den zentralen Sympathikustonus
narkotisierter Katzen
sowie den Blutdruck wacher Zwergschweine

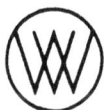

Springer Fachmedien Wiesbaden GmbH 1977

CIP-Kurztitelaufnahme der Deutschen Bibliothek

Der Einfluss von Antihypertonika-Kombinationen
(Reserpin, Clonidin und Acetylandromedol) auf
den Blutdruck und den zentralen Sympathikustonus
narkotisierter Katzen sowie den Blutdruck wacher
Zwergschweine / Georg Tauberger ... - 1. Aufl. -
Opladen: Westdeutscher Verlag, 1977.

(Forschungsberichte des Landes Nordrhein-
Westfalen; Nr. 2696 : Fachgruppe Medizin)

NE: Tauberger, Georg [Mitarb.]

© 1977 by Springer Fachmedien Wiesbaden
Ursprünglich erschienen bei Westdeutscher Verlag GmbH, Opladen 1977
Gesamtherstellung: Westdeutscher Verlag

ISBN 978-3-531-02696-1   ISBN 978-3-663-06780-1 (eBook)
DOI 10.1007/978-3-663-06780-1

Inhalt

1.	EINLEITUNG	5
2.	METHODEN	6
2.1.	Versuche mit Clonidin und Reserpin an narkotisierten Katzen	6
2.2.	Versuche mit Clonidin und Acetylandromedol an narkotisierten Katzen	7
2.3.	Versuche mit Clonidin und Reserpin an wachen Zwergschweinen	8
3.	ERGEBNISSE	9
3.1.	Versuche mit Reserpin, Clonidin und Acetylandromedol an narkotisierten Katzen	9
3.1.1.	Versuche mit Reserpin	9
3.1.2.	Versuche mit Clonidin und Reserpin	10
3.1.3.	Versuche mit Clonidin und Acetylandromedol a) Wirkungen auf den arteriellen Blutdruck b) Wirkungen auf die efferenten Aktionspotentiale der Nn. sympathicus und phrenicus	11
3.2.	Versuche mit Reserpin und Clonidin an wachen Zwergschweinen	13
3.2.1.	Versuche mit Reserpin a) Allgemeine Wirkungen b) Kreislaufwirkungen	13
3.2.2.	Versuche mit Clonidin und Reserpin a) Kontrollversuche mit Clonidin (Versuchsreihe K) b) Versuche mit Clonidin nach Vorbehandlung mit Reserpin	15
4.	DISKUSSION	16
5.	ZUSAMMENFASSUNG	20
6.	LITERATURVERZEICHNIS	22
	Abbildungen	24

1. EINLEITUNG

Frühere Untersuchungen bei normotonen Tieren ergaben, daß Clonidin im Dosisbereich von 3,7 - 30 mcg/kg i.v., d.h. bis zu ca. 12 fachen therapeutischen Einzeldosis, nur zu einer mäßigen Blutdrucksenkung führte (1, 2, 3). Eine Dosiserhöhung bis 120 mcg/kg erzeugte keine Zunahme der blutdrucksenkenden Wirkung (3), so daß sich die Frage einer Kombination von Clonidin mit anderen Antihypertonika stellte. In der Praxis zeigte sich, daß Clonidin auch bei hypertonen Menschen nach per os Gaben von 0,3 - 2,4 mg/die nur schwach wirksam ist. Es wird deshalb die Kombination mit einem oralen Diuretikum empfohlen (4, 5).

Untersuchungen zum Wirkungsmechanismus von Clonidin ergaben, daß die Verbindung zu einer Bahnung pressorezeptorischer Reflexe und einer Dämpfung des zentralen Sympathikus führt. Die Effekte werden als Folge einer Stimulierung zentraler α-adrenerger Rezeptoren gedeutet (3, 6 - 14). Unter dem Einfluß sehr hoher Reserpindosen in Kombination mit α-Methyl-p-tyrosin, d.h. bei extremer Senkung des Noradrenalingehalts im Gehirn, war die sympathikusdämpfende Clonidinwirkung abgeschwächt und blutdrucksenkende oder die Herzfrequenz verlangsamende Wirkungen fehlten (15).

Da eine Kombination von Clonidin und Reserpin auch von praktischer Bedeutung sein könnte, wird im folgenden über Versuche berichtet, die sich mit dem Einfluß kleiner und mittlerer Reserpindosen auf die Clonidinwirkung beschäftigen. Ein Teil der Versuche wurde an narkotisierten Katzen mit Registrierung des arteriellen Blutdrucks, der Herzfrequenz und der efferenten Aktivitäten der Nn. sympathicus und phrenicus durchgeführt. In der gleichen Versuchsanordnung wurden in einer anderen Versuchsreihe die Effekte einer Kombination von Clonidin mit Acetylandromedol, einem Diterpen aus der Gruppe der Grajanotoxine (Abb. 1) untersucht, das bisher nur in Kombination mit Rauwolfia-Alkaloiden (Rauwoplant®) angewandt wird.

In einer weiteren Versuchsserie prüften wir die Wirkungen von Reserpin, Clonidin und der kombinierten Gabe dieser Verbindungen auf den Blutdruck und die Herzfrequenz wacher Zwergschweine. Diese Tierart weist in Bezug auf einige für den Kreislauf wichtige

Funktionen eine größere Ähnlichkeit mit dem Menschen auf als andere Spezies, insbesondere Läufertiere wie Hund und Katze (16 - 20).

2. METHODEN

2.1. Versuche mit Clonidin und Reserpin an narkotisierten Katzen

In Versuchen an 69 künstlich beatmeten und mit Suxamethonium relaxierten Katzen in Chloralose-Urethan-Narkose (40 mg/kg und 200 mg/kg i.v.) wurden die efferenten Aktionspotentiale des Halssympathikus und eines Halsastes des N. phrenicus synchron mit dem arteriellen Blutdruck und dem EKG registriert. Die gleiche Versuchsanordnung wurde in früheren Arbeiten mit α-Methyldopa, Reserpin und Clonidin benutzt (3, 21, 22).

In 16 **Kontrollversuchen** erhielten 2 Gruppen von je 8 Tieren Injektionen von 7,5 und 30 mcg Clonidin/kg i.v. Die Injektionsdauer betrug 30 bzw. 60 sec. Vor und nach der Clonidinzufuhr wurden sowohl die Ruhewerte der abgeleiteten Funktionen als auch die Effekte von Asphyxieversuchen (Abstellen der Atempumpe für die Dauer von 95 sec) und i.v. Injektionen von 0,1 mg Nikotin/kg, 80 mg Nikethamid/kg sowie 2 und 4 mcg Noradrenalin/kg nach dem Schema früherer Versuche registriert (3): Die Ruhewerte errechneten wir als Mittelwerte aus jeweils vier Messungen während 80 min vor der Clonidingabe (erster Versuchsabschnitt) und in der 5. - 80. min danach (zweiter Versuchsabschnitt). Nach Asphyxie, Nikotin, Nikethamid und Noradrenalin wurden die maximal erreichten Werte der Blutdrucksteigerung ermittelt. Die Auswertung der Nervenaktivitäten erfolgte mit einem Rechenverstärker in Signalen/min (3).

In 17 **Versuchen mit Clonidin nach Reserpinvorbehandlung** erhielten die Tiere jeweils zwei Injektionen von 0,3 mg Reserpin/kg. Die erste Injektion wurde 24 Std. vor Versuchsbeginn intraperitoneal und die zweite 3 - 4 Std. vor Versuchsbeginn i.v. verabfolgt. Danach erhielten 7 Tiere 7,5 mcg Clonidin/kg und 10 Tiere 30 mcg Clonidin/kg entsprechend dem Schema der Kontrollversuche.

Die Veränderungen der Ausgangswerte durch Reserpin zeigten sich beim Vergleich der ersten Versuchsabschnitte der Reihen mit und ohne Reserpin. Der Einfluß von Reserpin auf die Clonidinwirkung ergab sich beim Vergleich der entsprechenden zweiten Versuchsabschnitte.

2.2. Versuche mit Clonidin und Acetylandromedol an narkotisierten Katzen

In 6 Versuchsreihen mit je 6 Tieren wurden die Wirkungen intravenöser Injektionen von 10, 20 und 40 mcg Acetylandromedol/kg allein und in Kombination mit jeweils 15 mcg Clonidin/kg untersucht. Die Kombination wurde als gemischte Lösung beider Substanzen zugeführt. Vor und nach Gaben der Antihypertonika wurden Asphyxieversuche und i.v. Injektionen von 0,1 mg Nikotinbase/kg, 80 mg Nikethamid/kg und 1 - 4 mcg Noradrenalin/kg nach dem Schema der Versuche mit Clonidin und Reserpin durchgeführt (21, 22).

Die Ruhewerte des mittleren arteriellen Blutdrucks und der registrierten Nervenaktivität errechneten wir, ebenso wie in den vorausgegangenen Versuchen, als Mittelwerte aus jeweils vier Messungen während 80 min vor Gaben der Antihypertonika und in der 5. - 80. min danach. Während der Asphyxieversuche sowie nach Nikotin- und Nikethamidgaben wurden sowohl die maximal erreichten Blutdruckwerte in mm Hg als auch die Flächen über der Nullinie bis zum Erreichen der Blutdruckmaxima gemessen.

2.3. Versuche mit Clonidin und Reserpin an wachen Zwergschweinen

Versuchstiere waren 21 männliche, sterilisierte Göttinger Miniaturschweine im Gewicht von 9,5 - 30 kg. Die Tiere bekamen 0,8 kg Futter pro Tag in zwei Teilgaben (Sauenfutter E der Fa. HEMO MOHR KG, Hann. Münden) und Wasser ad libitum.

Die für eine streßfreie Blutdruckregistrierung und i.v. Injektionen erforderliche Präparation erfolgte 24 Std. vor den Versuchen. Benutzt wurde eine Inhalationsnarkose mit 0,75 - 1,5 Vol.% Halothan und 66 Vol.% Stickoxydul im halboffenen System über eine Gesichtsmaske mit einem Stephen-Slater-Nichtrückatmungsventil. Nach Freilegen und Katheterisieren der A. und V. saphena an der Innenseite des linken oder rechten Oberschenkels wurde die Wunde vernäht und verbunden. Die nach außen geführten Katheter blieben zugänglich. Nach der Präparation wurden die Tiere bis zum Versuch im Tierstall unter normalen Bedingungen gehalten und gefüttert.

Die Versuche erfolgten vor oder nach Vorbehandlung mit Reserpin an wachen Tieren. Dazu wurden die Tiere in einem aus Metallträgern und einer Hängematte aus Segeltuch bestehenden Haltegestell ungefesselt untergebracht (20). Dadurch wurde eine Lagerung der Tiere ermöglicht, bei der Kopf und Körper gestützt waren, während die Läufe ohne Bodenberührung freiblieben. Es folgte der Anschluß des arteriellen Katheters an ein Statham-Element P 23 Db und das Anlegen und Fixieren von Plattenelektroden für die EKG-Ableitungen I - III. Der Registrierung diente ein Varioscript der Fa. Schwarzer, München.

In 7 <u>**Kontrollversuchen mit Clonidin**</u> (<u>Versuchsreihe K</u>) wurden die Tiere in der oben beschriebenen Weise präpariert. 24 Std. später erhielten sie nach Registrierung der Ausgangswerte des Blutdrucks, der Herzfrequenz und des EKG Injektionen von 2,5; 7,5 und 30 mcg Clonidin/kg in Abständen von 60 min. Die ersten Injektionen wurden in der für den Menschen vorgeschriebenen Zeit von 10 min durchgeführt. Die Gabe der nur theoretisch interessanten Dosis von 30 mcg/kg erfolgte in 1 min. 30 min vor jeder Clonidininjektion erhielten die Tiere 0,1 mg Nikotin/kg und 15 min vor Clonidin 1, 2 und 4 mcg Noradrenalin/kg i.v. in Abständen von 5 min. Ausgewertet wurden der mittlere arterielle Blutdruck und die Herzfrequenz.

In den <u>Versuchsreihen A und B</u> wurden je 7 Tiere 12 - 14 Tage lang mit 0,0037 bzw. 0,015 mg Reserpin/kg/die i.m. vorbehandelt. Am 11. - 13. Behandlungstage erfolgte die Präparation. Am 12. - 14. Behandlungstage erhielten die Tiere morgens die letzte Reserpininjektion und kamen 3 Std. später in den Versuch mit Clonidin. Versuchsschema und Auswertung entsprachen den Kontrollversuchen.

In der <u>Versuchsreihe C</u> erhielten 7 Tiere vor Versuchsbeginn zwei Injektionen von 0,3 mg Reserpin/kg im Abstand von 24 Std. Die erste Injektion erfolgte i.m. am Tage der Präparation, die zweite wurde 2 Std. vor Versuchsbeginn i.v. verabfolgt. Auch in diesen Versuchen wurden Schema und Auswertung entsprechend den Kontrollversuchen beibehalten.

Die statistische Sicherung aller Versuchsergebnisse (2.1. - 2.3.) erfolgte mit dem t-Test nach STUDENT.

Folgende Präparate wurden benutzt: Reserpin (Serpasil^R Amp. 1 %), Acetylandromedol, Reinsubstanz 16 - 64 mcg/ml in physiologischer Kochsalzlösung, Clonidin (Catapresan^R Amp. 0,015 % nach 1 : 3 oder 1 : 10 Verdünnung in physiologischer Kochsalzlösung), Nikethamid (Coramin^R Amp.) Nikotin-bi-D-tartrat und L-Noradrenalin-bi-D-tartrat (Reinsubstanzen), Halothan (Halothan^R "Hoechst"), Stickoxydul pro narkosi "Hoechst". Die Dosisangaben für Nikotin und Noradrenalin beziehen sich auf die Basen. Alle Injektionen erfolgten bei Katzen in die V. femoralis und bei Zwergschweinen in die V. saphena.

3. ERGEBNISSE

3.1. Versuche mit Reserpin, Clonidin und Acetylandromedol an narkotisierten Katzen

3.1.1. Versuche mit Reserpin

Der Einfluß einer Reserpinvorbehandlung mit 2 x 0,3 mg/kg i.p. auf die Ausgangswerte der efferenten Sympathikusaktivität, des Blutdrucks und der Herzfrequenz ist auf der Abb. 2 dargestellt.

Ebenso wie in früheren Versuchen mit 3 - 4 x 1 mg Reserpin/kg (22) wurde eine signifikante Senkung des Blutdrucks und der Herzfrequenz sowohl in Ruhe als auch bei zentraler Erregung in Asphyxieversuchen und nach Nikethamidinjektionen im Vergleich zu den Kontrollen registriert. Die blutdrucksteigernden Wirkungen von 0,1 mg Nikotin/kg und 2 - 4 mcg Noradrenalin/kg blieben unbeeinflußt.

Im Gegensatz zum Blutdruck waren die efferenten Sympathikusentladungen nach 2 x 0,3 mg Reserpin/kg im Vergleich zu den Kontrollen nicht signifikant verändert. Das betraf sowohl die Ruhewerte als auch die Werte bei zentraler Erregung. Trotz fehlender Sympathikushemmung lag bereits eine Dämpfung des Atemzentrums vor. Spontane Phrenikusentladungen wurden nur in 3 von 17 Versuchen registriert, und die Reaktionen in Asphyxieversuchen waren signifikant abgeschwächt. Es zeigten sich also Unterschiede zu früheren Versuchen mit höheren Reserpindosen, die nicht nur zu einer Hemmung des Atemzentrums, sondern auch zu einer signifikanten Sympathikusdämpfung in Ruhe und bei Asphyxie führten (22).

3.1.2. Versuche mit Clonidin und Reserpin

Kontrollversuche mit 7,5 und 30 mcg Clonidin/kg ergaben übereinstimmend mit früheren Versuchen (3), daß die Dosissteigerung nur zu einer geringen Zunahme der blutdrucksenkenden Effekte führte.

Die Senkung des Ruheblutdrucks betrug im Mittelwert 17,5 % bzw. 28,1 % der Ausgangswerte im ersten Versuchsabschnitt. In Bezug auf die Hemmung der blutdrucksteigernden Wirkungen von Asphyxie, Nikotin (Abb. 3) oder Nikethamid waren die Unterschiede noch geringer. Eine Dämpfung der pressorischen Noradrenalinwirkung trat nicht auf.

In Versuchen mit Reserpinvorbehandlung erzeugte Clonidin im Vergleich zu der bereits veränderten Ausgangslage keine signifikante Senkung des Ruheblutdrucks und der Blutdruckwerte nach Asphyxie und Nikethamid. Eine Ausnahme bildete die blutdrucksteigernde Nikotinwirkung, die nicht nur in absoluten Werten, sondern auch in % der jeweiligen Ausgangslage bei den vorbehandelten Versuchstieren stärker gehemmt war als bei den normalen (Abb. 3). Außerdem zeigte sich eine Verminderung der blutdrucksteigernden Noradrenalinwirkung, die aber maximal nur 14 % des Ausgangswertes erreichte und somit wesentlich geringer war als die Nikotinhemmung.

Die Herzfrequenz blieb nach 7,5 mcg Clonidin/kg unverändert. Erst nach 30 mcg/kg zeigte sich eine Verlangsamung der Herzfrequenz in Ruhe und nach Nikotin, die im Vergleich zu den Ausgangswerten im ersten Abschnitt der Reserpinversuche signifikant war.

Im Gegensatz zum Blutdruck und der Herzfrequenz war die zentrale
Sympathikusaktivität nach 2 x 0,3 mg Reserpin/kg im Vergleich
zu unvorbehandelten Tieren nicht abgeschwächt (Abb. 2). Clonidin erzeugte eine Dämpfung, die sowohl in absoluten Werten
als auch in % der Ausgangswerte stärker war als bei unvorbehandelten Tieren (Abb. 4).

3.1.3. Versuche mit Clonidin und Acetylandromedol

a) Wirkungen auf den arteriellen Blutdruck

Die mittleren Ausgangswerte des Ruheblutdrucks betrugen im ersten
Abschnitt der Versuche mit Acetylandromedol oder Acetylandromedol
und Clonidin 141,2 ± 9,7 mm Hg ($\bar{x} \pm 2\ s_{\bar{x}}$, n = 36). Die maximalen Blutdruckwerte bei Asphyxie und nach Nikotininjektionen erreichten 174,6 ± 16,2 mm Hg und 223,5 ± 21,8 mm Hg. Diese Werte
stimmten mit den entsprechenden Ausgangswerten früherer Versuche
mit Clonidin (3) überein, so daß Wirkungsvergleiche der Kombination mit Einzelgaben beider Verbindungen möglich waren.

Die blutdrucksenkenden Wirkungen von 10 - 40 mcg Acetylandromedol/kg , 15 mcg Clonidin/kg und der Kombination der Antihypertonika sind in % der Ausgangswerte auf der Abb. 5 dargestellt.
Es zeigte sich eine eindeutige Senkung des Ruheblutdrucks und
eine Hemmung der blutdrucksteigernden Effekte von Asphyxie und
Nikotininjektionen. Die letzteren wurden sowohl als Maximalwerte in mm Hg als auch planimetrisch im Zeitraum von 1 - 2 min
gemessen (s. Methode). Die hemmende Wirkung der Antihypertonika stimmte nach Umrechnung in % der Ausgangswerte bei beiden
Auswertungsarten annähernd überein.

Die Dosis-Wirkungs-Kurven für Acetylandromedol und die Kombination mit Clonidin verliefen für alle Blutdruckwerte ebenso
flach wie die entsprechenden Kurven in früheren Versuchen mit
Clonidin (3). Dennoch zeigten sich bei allen Dosen der Kombination eindeutige additive Effekte.

Die Senkung der Ruhewerte und Hemmung der Blutdrucksteigerung
bei Asphyxie waren nach kombinierter Gabe von 10 - 20 mcg Acetylandromedol/kg und 15 mcg Clonidin/kg signifikant stärker
als bei alleiniger Gabe der Antihypertonika (Abb. 5). Darüber-

hinaus war die Kombination von 10 mcg Acetylandromedol/kg mit 15 mcg Clonidin/kg in Ruhe und bei Asphyxie signifikant stärker wirksam als die alleinigen Gaben von 20 mcg Acetylandromedol/kg oder 30 - 120 mcg Clonidin/kg. Das letztere ergab ein Vergleich mit früheren Versuchen (3). Dagegen konnte bei Kombination von 40 mcg Acetylandromedol/kg mit Clonidin eine Wirkungszunahme im Vergleich zur alleinigen Gabe der hohen Acetylandromedol-Dosis nicht erreicht werden.

Eine signifikante Veränderung der blutdrucksteigernden Wirkungen von Nikethamid oder Noradrenalin wurde weder bei alleiniger Anwendung von Acetylandromedol noch bei Kombination mit Clonidin registriert. In früheren Versuchen war eine signifikante Abschwächung der Nikethamidwirkung erst nach 30 mcg Clonidin/kg nachweisbar. Eine Hemmung von Noradrenalin fehlte bis einschließlich 120 mcg/kg (3).

b) **Wirkungen auf die efferenten Aktionspotentiale der Nn. sympathicus und phrenicus**

Die quantitative Auswertung der efferenten Sympathikusaktivität in Ruhe ergab für die Ausgangslagen im ersten Versuchsabschnitt Mittelwerte von 5,2 ± 1,5 Integrationssignalen/min ($\bar{x} \pm 2 s_{\bar{x}}$, n = 30). Nach Nikotingabe und bei Asphyxie wurden Werte von 10,6 ± 3,9 und 10,0 ± 3,7 Signalen/min registriert. Ebenso wie die Blutdruckwerte stimmten die Messungen mit den Ausgangswerten früherer Versuche mit Clonidin überein (3).

Die Wirkungen von 10 - 40 mcg Acetylandromedol/kg, 15 mcg Clonidin/kg und ihrer Kombination auf die sympathische Ruheaktivität sind in % der Ausgangswerte auf der Abb. 6 dargestellt. Es zeigte sich, daß Acetylandromedol im Gegensatz zu Clonidin zu einer dosisabhängigen Sympathikusaktivierung führte. Bei Kombination vom 10 - 20 mcg/kg mit Clonidin blieb die sympathikusdämpfende Clonidinwirkung erhalten. Erst bei Kombination von 40 mcg/kg mit Clonidin war die Sympathikusdämpfung nur etwa halb so stark wie bei alleiniger Clonidingabe.

Dagegen war die Dämpfung der evozierten Sympathikusreaktionen bei Asphyxie und nach Nikotininjektionen bei Anwendung der Kombination im Vergleich zu Clonidin nicht abgeschwächt. Nach

10 mcg Acetylandromedol/kg zusammen mit 15 mcg Clonidin/kg waren die Wirkungen sogar signifikant stärker als nach Clonidin allein. Die sympathikuserregenden Wirkungen von Nikethamid blieben sowohl bei Anwendung der Kombination als auch bei alleiniger Gabe der Verbindungen unbeeinflußt.

Die Aktivität des Atemzentrums, die nach dem Verhalten der Aktionspotentiale des N. phrenicus beurteilt wurde, blieb im Gegensatz zur zentralen Sympathikusaktivität in allen Versuchen unverändert. Das betraf sowohl die Ruhelage als auch die Reaktionen bei Asphyxie und nach Nikotin- oder Nikethamidgabe.

3.2. Versuche mit Reserpin und Clonidin an wachen Zwergschweinen

3.2.1. Versuche mit Reserpin

a) Allgemeine Wirkungen

In der Versuchsreihe A mit 0,0037 mg Reserpin/kg/die wurde vom 7. - 10. Behandlungstage an eine geringe sedative Wirkung beobachtet, die sich hauptsächlich in einer Verminderung der Fluchtbereitschaft äußerte. Im übrigen war das Verhalten der Tiere normal.

In der Versuchsreihe B mit 0,015 mg Reserpin/kg kam es bereits vom 6. - 7. Behandlungstage an zu einer eindeutigen sedativen Wirkung. Die Tiere nahmen zeitweise Seitenlage ein und zeigten gelegentlich Tremor. Außerdem wurde bei allen Tieren eine für die Reserpinwirkung typische Ptosis registriert.

In der Versuchsreihe C kam es nach der ersten Gabe von 0,3 mg Reserpin/kg i.m. bereits nach 1 - 2 Std. zu starken Veränderungen der Bewußtseinslage, Benommenheit und verminderter Fluchtbereitschaft. Die Tiere waren ataktisch und nahmen wiederholt Seitenlage ein. Das Maximum der Reserpinwirkung wurde in der 4. - 6. Std. nach Reserpingabe registriert: Seitenlage, die auch bei Provokation bestehen blieb, anhaltender Tremor, Hypersalivation, Ptosis, Abschwächung bis Aufhebung der direkten und der konsensuellen Pupillenreaktionen. 24 Std. nach der ersten Reserpingabe waren sowohl die Tendenz zur Seitenlage als auch der Tremor deutlich abgeschwächt. Bei Provokation unternahmen die Tiere träge Fluchtreaktionen. Der Clonidinversuch erfolgte zwei Std. nach einer zweiten Injektion von 0,3 mg Reserpin/kg, die i.v. verabfolgt wurde (vgl. Methode), sodaß die Registrierung der Kreislaufveränderungen zum Zeitpunkt der maximalen Reserpinwirkung erfolgte. Eine völlige Erholung der Tiere trat in 8 - 10 Tagen nach dem Clonidinversuch ein.

b) <u>Kreislaufwirkungen</u>

Die Veränderung der Ruhewerte des Blutdrucks und der Herzfrequenz nach Vorbehandlung mit 0,0037 - 0,3 mg Reserpin/kg sind auf der Abb. 7 dargestellt. Nach Zufuhr der kleinen Reserpindosis war die Blutdrucksenkung im Vergleich zu den Kontrollversuchen signifikant, während eine gesicherte Verminderung der Herzfrequenz erst nach 0,015 mg/kg auftrat.

Ein statistischer Vergleich der Blutdruckwerte und der Herzfrequenz in der Versuchsreihe B mit den Werten der Reihe A und ein entsprechender Vergleich der Reihen C und B ergab, daß die Wirkungen fast immer dosisabhängig waren. Nur bei den Reihen C und B bestand hinsichtlich der Herzfrequenz kein signifikanter Unterschied.

Die blutdrucksteigernden Wirkungen von 1 - 4 mcg Noradrenalin/kg waren im Vergleich der maximal erreichten Werte in den Versuchsreihen A - C mit den entsprechenden Werten in der Kontrollreihe nicht abgeschwächt. In der Reihe A war die Blutdrucksteigerung nach 2 - 4 mcg/kg und in der Reihe B die Wirkung von 1 - 4 mcg/kg geringfügig verstärkt.

Hinsichtlich der blutdrucksteigernden Wirkungen von 0,1 mg Nikotin/kg ergaben sich beim Vergleich der vorbehandelten Tiere mit den Kontrollen keine signifikanten Unterschiede (Abb. 10).

3.2.2. Versuche mit Clonidin und Reserpin

a) Kontrollversuche mit Clonidin (Versuchsreihe K)

Nach Injektionen von Clonidin zeigte sich, daß die kleinste benutzte Dosis von 2,5 mcg/kg, die einer Gabe von 150 mcg bei einem 60 kg schweren Menschen entspricht, bei nicht vorbehandelten Tieren nur eine initiale Blutdrucksteigerung erzeugte (Abb. 8). Erst die Dosis von 7,5 mcg Clonidin/kg führte nach vorübergehendem Blutdruckanstieg zu einer signifikanten Blutdrucksenkung von 60 min Dauer. Nach 30 mcg/kg war die blutdrucksteigernde Clonidinwirkung länger anhaltend, so daß eine geringe Blutdrucksenkung erst nach 20 min registriert wurde.

Die Herzfrequenz war nach den Injektionen signifikant gesenkt. 30 mcg/kg führten in der gesamten Beobachtungszeit von 20 min zu einer ausgeprägten Bradykardie (Abb. 9).

Die blutdrucksteigernde Wirkung nach Noradrenalin war, ebenso wie die entsprechende Nikotinwirkung, nach 2,5 - 7,5 mcg Clonidin/kg im Vergleich zu den Ausgangswerten vor der Clonidingabe unverändert.

b) Versuche mit Clonidin nach Vorbehandlung mit Reserpin

Bereits nach Vorbehandlung mit 0,0037 mg Reserpin/kg war die Dosis von 2,5 mcg Clonidin/kg blutdrucksenkend wirksam, wobei ein initialer Blutdruckanstieg fehlte. Die auf der Abb. 8 eingetragenen Signifikanzen beziehen sich nicht auf die Kontrollversuche, sondern auf die bereits veränderten Ausgangswerte nach Reserpingabe. 7,5 mcg/kg erzeugten einen initialen Blutdruckanstieg mit nachfolgender Blutdrucksenkung . Nach 30 mcg/kg wurde nur eine Blutdrucksteigerung registriert. Alle benutzten Dosen führten in der gesamten Beobachtungszeit von 20 - 60 min außerdem zu einer signifikanten Verlangsamung der Herzfrequenz (Abb. 9).

Ein statistischer Vergleich der Blutdruckwerte und der Herzfrequenz nach Gaben von 2,5 - 7,5 mcg Clonidin/kg in den Versuchsreihen A und B ergab, daß die Dosissteigerung von 0,0037 mg Reserpin/kg auf 0,015 mg/kg zu keiner Verstärkung der Blutdrucksenkung, wohl aber zu einer Zunahme der Bradykardie führte.

Die blutdrucksteigernden Wirkungen von Noradrenalin waren in den Versuchsreihen A - C nach 2,5 - 7,5 mcg Clonidin/kg ebenso wie in den Kontrollversuchen nicht verändert.

Im Gegensatz dazu kam es bereits nach Vorbehandlung mit der kleinen Reserpindosis in der Versuchsreihe A zu einer Verminderung der blutdrucksteigernden Nikotinwirkung, die nach 2,5 - 7,5 mcg Clonidin/kg im Vergleich zu den Kontrollen signifikant war. Ein Vergleich der Blutdruckwerte nach Nikotingaben in den Reihen A und B ergab, daß die Nikotinhemmung mit Erhöhung der Reserpindosis nach 7,5 mcg Clonidin/kg signifikant stärker war. Beim Vergleich der Werte in den Reihen A und C ergab sich die auf Reserpin bezogene Dosisabhängigkeit sowohl nach 2,5 als auch nach 7,5 mcg Clonidin/kg.

4. DISKUSSION

Ebenso wie nach Vorbehandlung mit sehr hohen Reserpindosen (15) führte Clonidin nach Vorbehandlung mit 2 x 0,3 mg Reserpin/kg in unseren Versuchen an narkotisierten Katzen zu keiner signifikanten Senkung des Ruheblutdrucks im Vergleich zu der bereits veränderten Ausgangslage. Dagegen war die Hemmung der blutdrucksteigernden und die Herzfrequenz verlangsamenden Nikotinwirkungen nach 30 mcg Clonidin/kg und Reserpinvorbehandlung signifikant stärker als bei unvorbehandelten Tieren. Außerdem war die Dämpfung der efferenten Sympathikusaktivität nach 30 mcg Clonidin/kg und Reserpingaben signifikant stärker als bei den Kontrollen. Das betraf sowohl die Ruhewerte als auch die Werte bei zentraler Erregung.

Die sympathischen Ruheentladungen bei narkotisierten Katzen mit intakten Pressorezeptoren werden nach den bisherigen Untersuchungen nahezu ausschließlich reflektorisch durch die Blutdruckschwankungen, d.h. synchron mit der Atmung und den Herzaktionen ausgelöst. Erst bei zentraler Erregung, z.B. bei

Asphyxie oder Nikethamid, werden außerdem primär zentralnervöse Entladungsmuster registriert, die teilweise synchron mit den inspiratorischen Aktionspotentialen des N. phrenicus und teilweise als Dauerentladungen auftreten (23, 24).

Während die Dämpfung der sympathischen Ruheaktivität auch indirekt über eine zentrale Bahnung pressorezeptorischer Reflexe entstehen kann (3), beruht die Hemmung evozierter Sympathikusreaktionen bei zentraler Erregung auf einer primär zentralen Clonidinwirkung. Unter dem Einfluß von Reserpin verändert sich also die sympathikusdämpfende Clonidinwirkung nicht nur quantitativ, sondern auch qualitativ.

Obwohl in unseren Reserpinversuchen keine biochemischen Bestimmungen durchgeführt wurden, kann auf Grund der Kreislaufwirkungen angenommen werden, daß eine Verminderung des Noradrenalingehalts im Gehirn vorlag. Da es danach nicht zu einer Abschwächung sondern sogar zu einer Verstärkung der sympathikusdämpfenden Clonidinwirkung kam, sprechen unsere Versuche, ebenso wie die Befunde von HAEUSLER (15), für einen postsynaptischen Wirkungsmechanismus von Clonidin, d.h. für eine direkte Stimulierung zentraler α-Adrenorezeptoren. In den Versuchen von HAEUSLER (15) wurde nach Vorbehandlung mit 5 mg Reserpin/kg und zusätzlicher Gabe von α-Methyl-p-tyrosin trotz extremer Senkung des Noradrenalingehalts im Gehirn zwar eine Abschwächung jedoch keine Aufhebung der sympathikusdämpfenden Clonidineffekte registriert. Im Gegensatz zu Befunden an sympathischen Nervenendigungen (25 - 29) fanden sich also keine Anhaltspunkte für eine zentralnervöse indirekte sympathomimetische Clonidinwirkung.

Dagegen beruhte die in unseren Versuchen registrierte Hemmung der blutdrucksteigernden Nikotinwirkung auf einem peripheren Wirkungsmechanismus von Clonidin (3). Da die pressorische Noradrenalinwirkung bei unvorbehandelten Tieren nicht beeinflußt und nach Reserpinvorbehandlung nur geringfügig gedämpft war, handelt es sich wahrscheinlich um eine Hemmung der Adrenalinfreisetzung in den Nebennieren und vielleicht auch der Noradrenalinfreisetzung in anderen Organen (Lit. s. 22).

Untersuchungen an isolierten Organen ergaben, daß Clonidin nicht nur zu einer Hemmung der Transmitterfreisetzung an adrenergen, sondern auch an cholinergen Nervenendigungen führt. Die letztere Wirkung wurde bereits nach erheblich niedrigeren Konzentrationen registriert als die erstere (26). Die Hemmung der Adrenalinausschüttung nach Clonidin könnte also auf einer Hemmung der Azetylcholinfreisetzung beruhen.

Unsere Versuche an wachen Zwergschweinen zeigten, daß dieser Effekt zumindest im therapeutisch in Frage kommenden Dosisbereich von zusätzlichen Faktoren abhängt, da in dieser Versuchsanordnung eine Nikotinhemmung nach 2,5 - 7,5 mcg Clonidin/kg nur bei Reserpinvorbehandlung registriert wurde. In den Versuchen an Katzen kommen Einflüsse der Narkose und vor allem der wiederholten Suxamethoniumgaben in Betracht.

Die in den Versuchen an Zwergschweinen benutzten Reserpindosen von 0,0037 mg/kg - 0,015 mg/kg entsprechen der Dosis von 0,25 - 1 mg Reserpin bei einem 60 kg schweren Menschen. Die verwendeten Clonidindosen von 2,5 - 7,5 mcg/kg entsprechen der 1 - 3 fachen therapeutischen Einzeldosis bei i.v. Injektionen.

Bereits die kleinste benutzte Reserpindosis, die bei alleiniger Gabe auch beim hypertonen Menschen als Schwellendosis gilt, führte bei den normotonen Zwergschweinen nach 12 - 14 Tagen zu einer signifikanten Senkung des mittleren arteriellen Blutdrucks. Von einer Überempfindlichkeit dieser Tierart gegenüber Reserpin kann jedoch nicht die Rede sein, da Injektionen von 2 x 0,3 mg Reserpin/kg, die im Abstand von 24 Std. gegeben wurden, bei narkotisierten Katzen und wachen Zwergschweinen eine weitgehend übereinstimmende blutdrucksenkende Wirkung um 32,8 % bzw. 33,7 % der Normalwerte erzeugten (31).

Clonidin führte im Dosisbereich von 2,5 - 7,5 mcg/kg an nicht vorbehandelten Zwergschweinen zu einem kurzfristigen initialen Blutdruckanstieg, der nach i.v. Gaben auch bei anderen Tierarten und beim Menschen trotz langsamer Injektionen beobachtet wird (3, 32 - 34). Diese unerwünschte Clonidinwirkung war in unseren Versuchen nach Gabe der therapeutischen Einzeldosis von 2,5 mcg/kg bereits nach Vorbehandlung mit 0,0037 mg Reserpin/kg nicht mehr signifikant.

Hinsichtlich der blutdrucksenkenden Clonidinwirkung sind Zwergschweine offenbar weniger empfindlich als der Mensch, da eine signifikante Blutdrucksenkung nach Zufuhr von 2,5 mcg/kg bei nicht vorbehandelten Tieren fehlte und erst nach 7,5 mcg/kg auftrat. Eine Vorbehandlung mit Reserpin führte jedoch, im Gegensatz zu Versuchen an narkotisierten Tieren zu einer Verstärkung sowohl der hypotensiven als auch der die Herzfrequenz verlangsamenden Effekte von Clonidin.

Obwohl in den Reserpinversuchen an Zwergschweinen keine biochemischen Bestimmungen durchgeführt wurden, kann auf Grund der Kreislaufwirkungen angenommen werden, daß eine Verminderung des Noradrenalingehalts im Gehirn vorlag. Da es danach nicht zu einer Abschwächung, sondern einer Verstärkung der blutdrucksenkenden Clonidinwirkung kam, sprechen die Versuche, ebenso wie die Versuche an narkotisierten Katzen, für den postsynaptischen Wirkungsmechanismus von Clonidin, d.h. für eine direkte Stimulierung zentraler α-Adrenorezeptoren. Dagegen beruht die Hemmung der blutdrucksteigernden Nikotinwirkung nach Reserpinvorbehandlung, ebenso wie bei narkotisierten Katzen, auf einem peripheren Angriffspunkt von Clonidin.

Bei kombinierter i.v. Anwendung von Clonidin und Acetylandromedol zeigte sich bei narkotisierten Katzen eine Addition der blutdrucksenkenden Wirkungen der Verbindungen und zugleich eine Aufhebung der unerwünschten sympathikuserregenden Wirkungen von Acetylandromedol.

Die Blutdrucksenkung nach Clonidin und Acetylandromedol beruht auf verschiedenen Wirkungsmechanismen: Die Blutdrucksenkung nach Acetylandromedol ist Folge einer Erregung peripherer Pressorezeptoren (35, 39). Im Gegensatz zu Clonidin hat Acetylandromedol keinen Einfluß auf periphere adrenerge α-Rezeptoren (35).

Nach Bivagotomie und Ausschaltung der Karotissinus erzeugte Acetylandromedol eine Blutdrucksteigerung. Diese wurde bisher als Folge einer peripheren Adrenalinfreisetzung gedeutet (35, 36). Nach unseren Versuchen ist sie eher auf eine zentrale Sympathikusstimulierung zurückzuführen, die durch Clonidin gehemmt wird.

Die praktische Anwendung von Acetylandromedol als Antihypertonikum beschränkte sich bisher auf die per os Gabe in Kombination mit Rauwolfia-Alkaloiden (Rauwoplant®). Für eine rasche Senkung des Blutdrucks und der Herzfrequenz, z.B. zur Behandlung des Angina-pectoris-Anfalls, wird das Prinzip der direkten Reizung peripherer pressorezeptorischer Areale bisher nur bei Anwendung des implantierten elektrischen Karotissinus-Stimulators benutzt (40, 41).

Für eine intravenöse oder eventuell sublinguale Applikation von Acetylandromedol allein oder in Kombination mit Clonidin, die im Vergleich zur elektrischen Reizung von Pressorezeptoren ebenso rasch wirksam, jedoch leichter praktizierbar wären, fehlen ausreichende toxikologische Untersuchungen. Nach per os Gabe liegt die DL_{50} von Acetylandromedol bei 2 mg/kg für die Ratte (39). Nach i.v. Zufuhr wurden 10 - 40 mcg Acetylandromedol/kg in eigenen orientierenden Versuchen an Ratten symtomlos vertragen. Nach 320 mcg/kg wurden kurzfristige Ataxie und Atemstörungen registriert.

5. ZUSAMMENFASSUNG

In 69 Versuchen an künstlich beatmeten und relaxierten Katzen in Chloralose-Urethan-Narkose wurden die Wirkungen von Clonidin, Reserpin und Acetylandromedol auf den arteriellen Blutdruck, die Herzfrequenz sowie die efferenten Aktivitäten der Nn. sympathicus und phrenicus untersucht.

Clonidin führte bei einer Dosierung von 7,5 - 30 mcg/kg zu einer Senkung des Ruheblutdrucks, Verminderung der blutdrucksteigernden Nikotinwirkung und Dämpfung der zentralen Sympathikusaktivität. Nach Vorbehandlung mit Reserpin waren die letzteren Effekte nach 30 mcg Clonidin/kg signifikant verstärkt, obwohl die alleinige Reserpingabe weder einen Antagonismus mit Nikotin noch eine Sympathikusdämpfung erzeugte.

Acetylandromedol führte im Dosisbereich von 10 - 40 mcg/kg i.v. zu Blutdrucksenkung und Sympathikusaktivierung, die länger als 1 Stunde anhielten. Bei Kombination von 40 mcg Acetylandromedol/kg mit 15 mcg Clonidin/kg trat eine Sympathikusdämpfung auf. Die Senkung des Ruheblutdrucks war bereits nach 10 mcg Acetylandromedol/kg in Kombination mit 15 mcg Clonidin/kg signifikant stärker als bei alleinigen Gaben von 20 mcg Acetylandromedol/kg oder 30 - 120 mcg Clonidin/kg (3).

In 21 Versuchen an wachen Zwergschweinen (Göttinger Miniaturschweine) wurden die Kreislaufwirkungen von Clonidin nach Vorbehandlung mit Reserpin untersucht und mit den Befunden an narkotisierten Katzen verglichen. Registriert wurden der mittlere arterielle Blutdruck, die Herzfrequenz und das EKG. Die Präparation erfolgte 24 Std. vor den Versuchen in Halothan-Stickoxydul-Narkose.

Die Versuche ergaben, daß die Behandlung mit 0,0037 mg Reserpin/kg/die i.m. während 12 - 14 aufeinanderfolgenden Tagen zu einer signifikanten Blutdrucksenkung führte. Dosen von 0,015 mg Reserpin/kg/die während 12 - 14 Tagen oder 0,3 mg Reserpin/kg an 2 aufeinanderfolgenden Tagen erzeugten außerdem eine Verlangsamung der Herzfrequenz.

Injektionen von 2,5 mcg Clonidin/kg i.v., entsprechend der therapeutischen Einzeldosis beim Menschen, führten bereits nach Vorbehandlung mit der kleinsten Reserpindosis im Gegensatz zu Kontrollversuchen zu einer signifikanten Blutdrucksenkung, einer länger anhaltenden Verlangsamung der Herzfrequenz und einer Hemmung der blutdrucksteigernden Nikotinwirkung. Die letztere wurde bei alleinigen Gaben von Clonidin oder Reserpin nicht beobachtet. Ein weiterer Vorteil der Kombination bestand darin, daß der unerwünschte initiale Blutdruckanstieg nach 2,5 mcg Clonidin/kg bei reserpinvorbehandelten Tieren fehlte.

Übereinstimmend mit den Befunden anderer Autoren sprechen die Versuche dafür, daß Clonidin sowohl zentralnervöse als auch periphere Angriffspunkte hat. Die Verstärkung der blutdrucksenkenden Clonidinwirkung nach Reserpinvorbehandlung und der damit verbundenen Verminderung des Noradrenalingehalts im Gehirn, spricht dafür, daß die mehrfach nachgewiesene Stimulierung zentraler adrenerger Rezeptoren durch Clonidin nicht prae- sondern postsynaptischer Natur ist. Dagegen ist die Verminderung der blutdrucksteigernden Nikotinwirkung nach Vorbehandlung mit Reserpin wahrscheinlich Folge einer Hemmung der Adrenalinfreisetzung in den Nebennieren.

6. Literaturverzeichnis

[1] Hoefke, W., Kobinger, W., Arzneim. Forsch. (Drug Res.) 16, 1038 (1966).
[2] Loew, D.M., Waite, R., Brit. J. Pharmacol. 50, 456 P-457 P, (1974).
[3] Tauberger, G., Flory, P.-J., Volkert, W., Arzneim. Forsch. (Drug. Res.) Im Druck.
[4] Gifford, R.W., Catapres in hypertension, Butterworths London p. 183 (1969).
[5] Perrotta, P., Clin. therap. (Roma) 69, 465 (1974).
[6] Kobinger, W., Walland, A., Eur. J. Pharmacol. 19, 210 (1972).
[7] Dollery, C.T., Reid, J.L., Brit. J. Pharmacol. 47, 206-216 (1973).
[8] Haeusler, G., Naunyn-Schmiedebergs Arch. Pharmacol. 278, 231 (1973).
[9] Schmitt, H., Fenard, S., Arzneim. Forsch. (Drug Res.) 23, 40 (1973).
[10] Sinha, J.N., Atkinson, J.M., Schmitt, H., Eur. J. Pharmacol. 24, 113 (1973).
[11] Anderson, C., Stone, T.W., Brit. J. Pharmacol. 51, 359 (1974).
[12] Korner, P.I., Oliver, J.R., Sleight, P., Chalmers, J.P., Robinson, J.S., Eur. J. Pharmacol. 28, 189 (1974).
[13] Sleight, P., West, M.J., Korner, P.I., Oliver, J.R., Chalmers, J.P., Robinson, J.L., Arch. int. Pharmacodyn 214, 4 (1975).
[14] Walland, A., Kobinger, W., Csongrady, A., Eur. J. Pharmacol. 26, 184 (1974).
[15] Haeusler, G., Naunyn-Schmiedebergs Arch. Pharmacol. 286, 97 (1974).
[16] Lumb, G., Singletary, H.P., Americ. J. Path. 41, 65 (1962).
[17] Engelhardt v., W., Zbl. vet. Med. 10, 39 (1963).
[18] Bohn, F.K., Henner, S., Z. f. ges. exper. Med. 145, 356 (1968).
[19] Hohns, H., Inaugural-Dissertation, Göttingen (1970).
[20] Tauberger, G., Schoog, M., Mehren, W., Mergler, G., Moussawi, M., Z. f. ges. exper. Med., im Druck.
[21] Tauberger, G., Kuhn, P., Naunyn-Schmiedebergs Arch. Pharmacol. 268, 33 (1971).
[22] Tauberger, G., Brus, M., Arzneim. Forsch. (Drug Res.) Im Druck.
[23] Weidinger, H., Leschhorn, V., Z. Kreislauf-Forsch. 53, 985 (1964).
[24] Tauberger, G., Z. Kreislauf-Forsch. 58, 566 (1969).
[25] Starke, K., Schümann, H.J., Experientia 27, 70-71 (1971).
[26] Werner, K., Starke, K., Schümann, H.J., Arch. int. Pharmacodyn. 195, 282-290 (1972).
[27] Scriabine, A., Stavorski, J.M., Eur. J. Pharmacol. 24, 101 (1973).
[28] Starke, K., Montel, H., Gayk, W., Merker, R., Naunyn-Schmiedebergs Arch. Pharmacol. 285, 133 (1974).
[29] Pacha, W., Salzmann, R., Scholtisik, G., Brit. J. Pharmacol. 53, 513-516 (1975).
[30] Muscholl, E., Bayer-Symposium II p. 168, Springer 1970.
[31] Tauberger, G., Thoneick, H.-U., Dülme, H.-J., Arzneim. Forsch. (Drug Res.) (1976 b) Im Druck.
[32] Kobinger, W., Hoefke, W., Symp. Ulm. Thieme Stuttgart (1967).

[33] Kundig, H., Donnier, H., Levin, N.W., Charlton, R.W., Arzneim. Forsch. (Drug Res.) 17, 1440 (1967).
[34] Maling, H.M., Cho, A.K., Horakova, Z., Williams, M.A., Pharmacology 2, 337 (1969).
[35] Moran, N.C., Dresel, P.E., Perkins, M.E., Richardson, A.P., J. Pharmacol. exp. Therap. 110, 415 (1954).
[36] Moran, N.C., Perkins, M.E., Richardson, A.P., J. Pharmacol. exp. Therap. 111, 454 (1954).
[37] Cotten, de M.V., Maling, H.M., Moran, N.C., J. Pharmacol. exp. Therap. 118, 55 (1956).
[38] Kloss, P., Trunzler, G., Der Deutsche Apotheker 18, 1 (1966).
[39] Trunzler, G., Physikal. Med. u. Rehabil. 11, 14 (1970).
[40] Schaede, A., Wagner, J., Deutsche Med. Wschr. 94, 1717 (1969).
[41] Wagner, J., Schaede, A., Verh. Deutsche Ges. f. Kreislaufforsch. 35, 414 (1969).
[42] Wood, H.B. jr., Stromberg, V.L., Keresztesy, J.C., Horning, E.C., J. amer. chem. Soc. 76, 5689 (1954).
[43] Tallent, W.H., Riethof, M.L., Horning, E.C., J. amer. chem. Soc. 79, 4548 (1955).
[44] Kakisawa, H., Kozima, T., Yanai, M., Nakanishi, M., Tetrahedron 21, 3091 (1965).

Abbildungen

G I

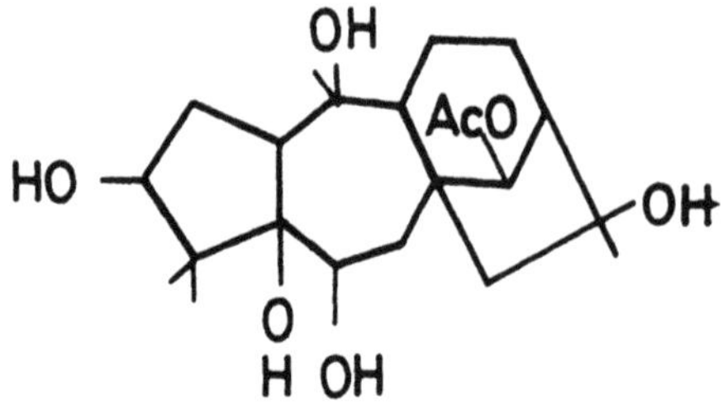

Abb. 1: Strukturformel von Acetylandromedol (42 - 44)

Abb. 2: Wirkungen von Reserpin auf die zentrale Sympathikusaktivität, den arteriellen Blutdruck und die Herzfrequenz
narkotisierter Katzen. [ ] = Kontrollversuche (Abschnitt 1,
vgl. Methode), ☐ = Versuche mit 2 x 0,3 mg Reserpin/kg
(Abschnitt 1), ☐ = Versuche mit 3 - 4 x 1 mg Reserpin/kg.
Die letzteren Werte sind einer früheren Arbeit entnommen
(22). Eingetragen sind die Mittelwerte ± $s_{\bar{x}}$.

☐ KONTROLLEN   ☐☐ RESERPIN

RUHE   ASPHYXIE   NIKETHAMID

Sign./min   SYMPATHICUS

BLUTDRUCK

HERZFREQUENZ

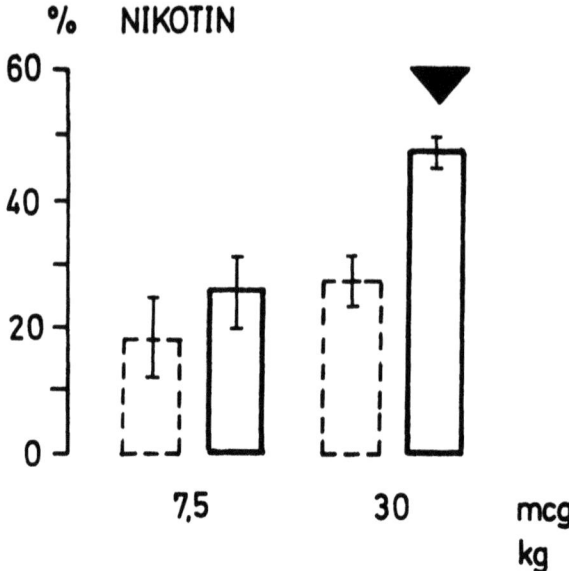

Abb. 3: Hemmung der nikotinbedingten Blutdrucksteigerung durch Clonidin an narkotisierten Katzen. [ ] = Kontrollversuche mit 7,5 und 30 mcg Clonidin/kg, ☐ = Versuche mit 2 x 0,3 mg Reserpin/kg und 7,5 bzw. 30 mcg Clonidin/kg. Eingetragen ist die Hemmung in den Versuchsabschnitten 2 in % der Werte in den Versuchsabschnitten 1 als $\bar{x} \pm s_{\bar{x}}$, ▼ = p $<$ 0.01.

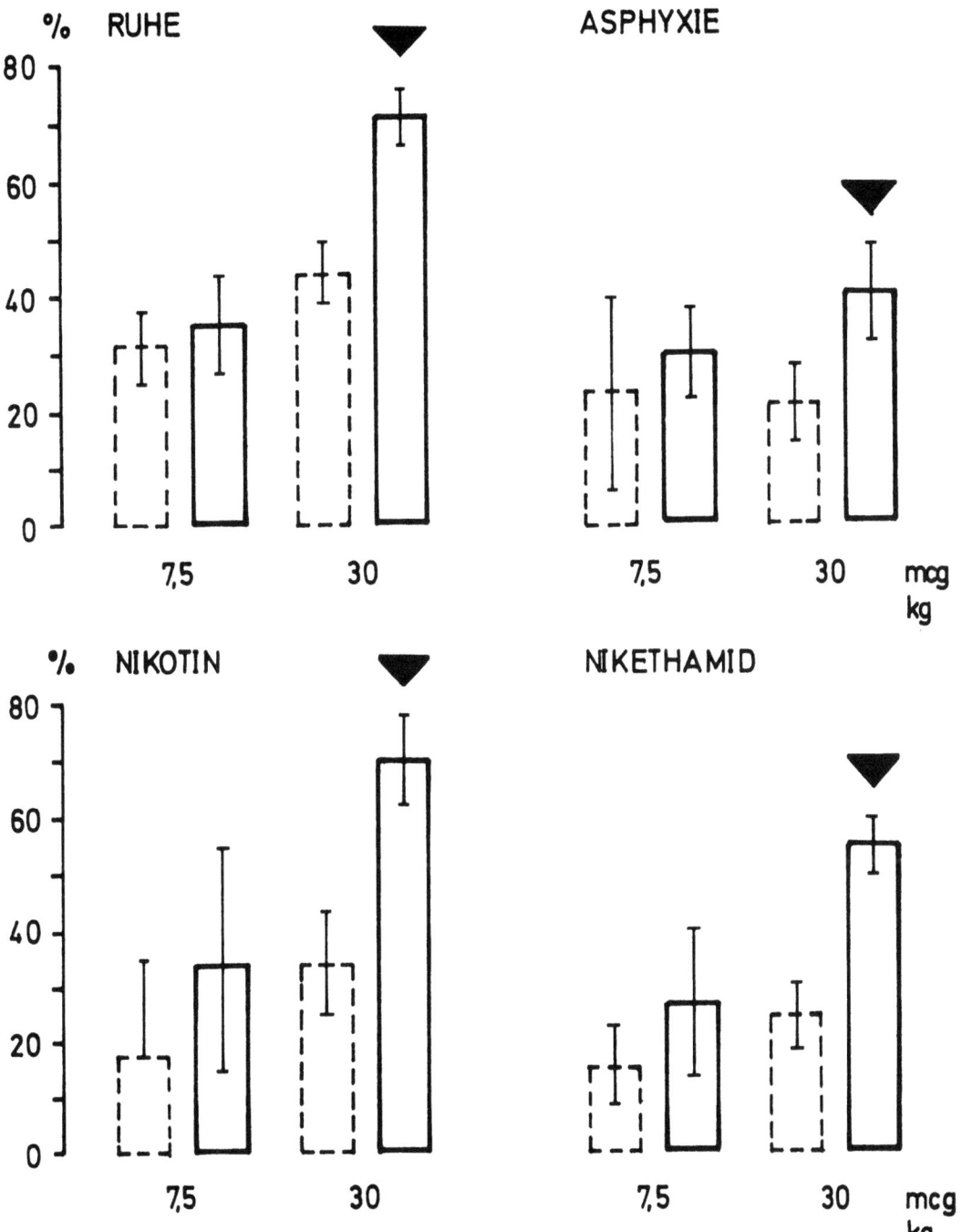

Abb. 4: Hemmung der zentralen Sympathikusaktivität nach 7,5 – 30 mcg Clonidin/kg an narkotisierten Katzen. ⌐⌐ = Kontrollversuche. ☐ = Versuche nach Vorbehandlung mit 2 x 0,3 mg Reserpin/kg. Dargestellt ist die Hemmung in den Versuchsabschnitten 2 in % der Werte in den Abschnitten 1 als $\bar{x} \pm s_{\bar{x}}$. ▼ = p zumindest $< 0,05$.

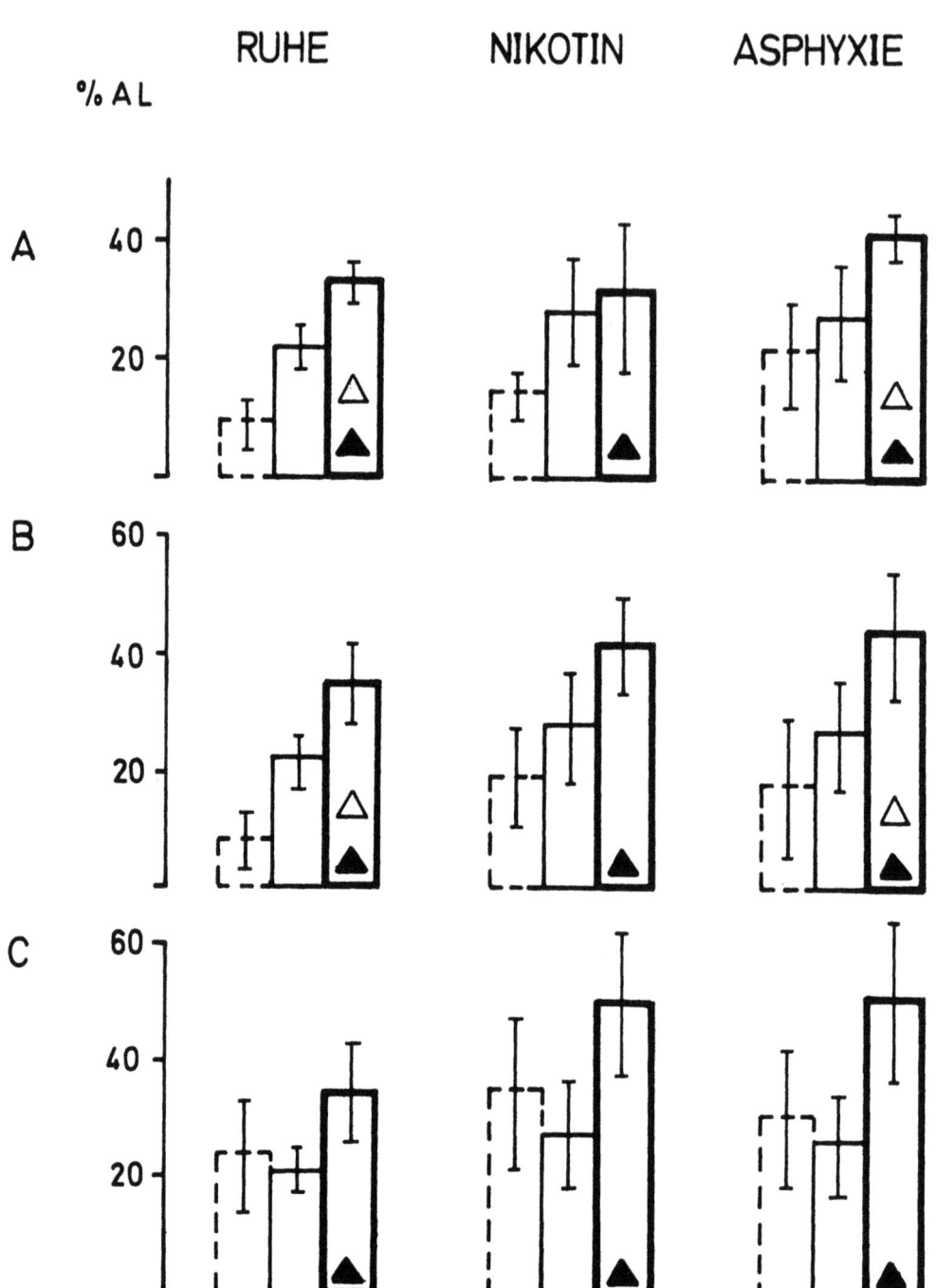

Abb. 5: Blutdrucksenkung nach i.v. Zufuhr der Kombination von Clonidin (15 mcg/kg) und Acetylandromedol (10, 20 und 40 mcg/kg) an narkotisierten Katzen. Vergleich mit den Wirkungen der Antihypertonika bei alleiniger Gabe. AL = Ausgangslage, ⌐⌐ = Acetylandromedol (A,B,C = 10, 20, 40 mcg/kg); ☐ = Clonidin (A,B,C = jeweils 15 mcg/kg); ☐ = Kombination (A,B, ▷

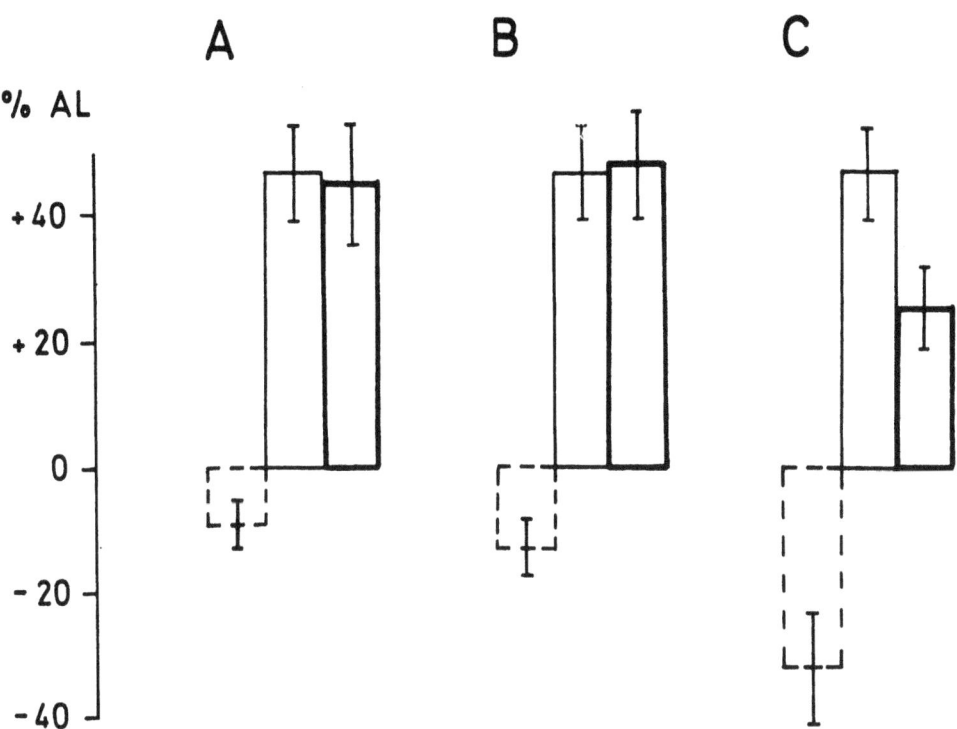

Abb. 6: Die sympathische Ruheaktivität nach i.v. Zufuhr der Kombination von Clonidin (15 mcg/kg) und Acetylandromedol (10, 20, 40 mcg/kg) bei narkotisierten Katzen. Vergleich mit der alleinigen Gabe der Antihypertonika. AL = Ausgangslage. ⌐⌐ = Acetylandromedol (A,B,C = 10, 20, 40 mcg/kg); ☐ = Clonidin (A,B,C = jeweils 15 mcg/kg); ☐ = Kombination (A,B,C = 10, 20, 40 mcg Acetylandromedol/kg mit jeweils 15 mcg Clonidin/kg). Eingetragen sind die Veränderungen der Sympathikusaktivität in % der Ausgangswerte ($\bar{x} \pm 2\,s_{\bar{x}}$) "+" = Hemmung, "-" = Aktivierung. Alle Veränderungen waren im Vergleich zur Ausgangslage signifikant.

▷ C = 10, 20, 40 mcg Acetylandromedol/kg mit jeweils 15 mcg Clonidin/kg). Die Werte für Clonidin sind einer früheren Arbeit entnommen (3). Eingetragen ist die Senkung der Blutdruckwerte in Ruhe, nach Nikotingaben und in Asphyxieversuchen jeweils in % der Ausgangswerte ($\bar{x} \pm 2\,s_{\bar{x}}$). Dazu wurden die Ruhewerte in mm Hg und die übrigen Werte planimetrisch ermittelt (vgl. Methode). Alle Werte waren im Vergleich zur Ausgangslage signifikant. Für die Kombination ist angegeben, ob ein signifikanter Unterschied zur alleinigen Gabe von Acetylandromedol (△) oder Clonidin (▲) bestanden hat.

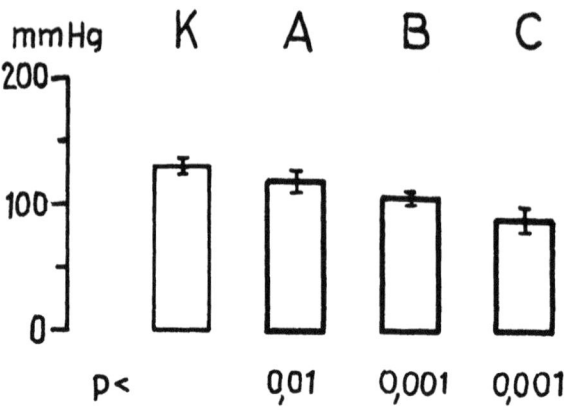

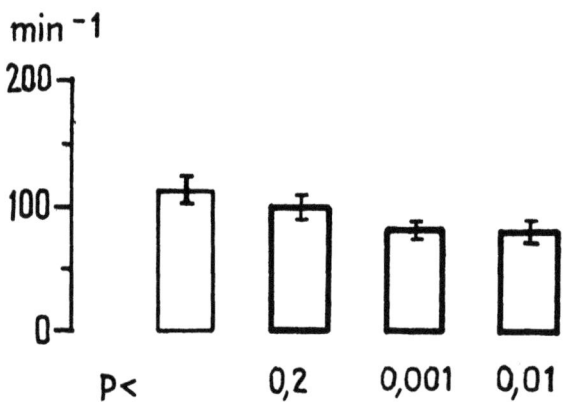

Abb. 7: Der Einfluß von Reserpinvorbehandlung auf den mittleren arteriellen Blutdruck und die Herzfrequenz wacher Zwergschweine. K = Kontrollversuche; A = 12 - 14 x 0,0037 mg Reserpin/kg i.m.; B = 12 - 14 x 0,015 mg Reserpin/kg i.m.; C = 2 x 0,3 mg Reserpin/kg i.m. Signifikanzen im Vergleich zu den Kontrollen.

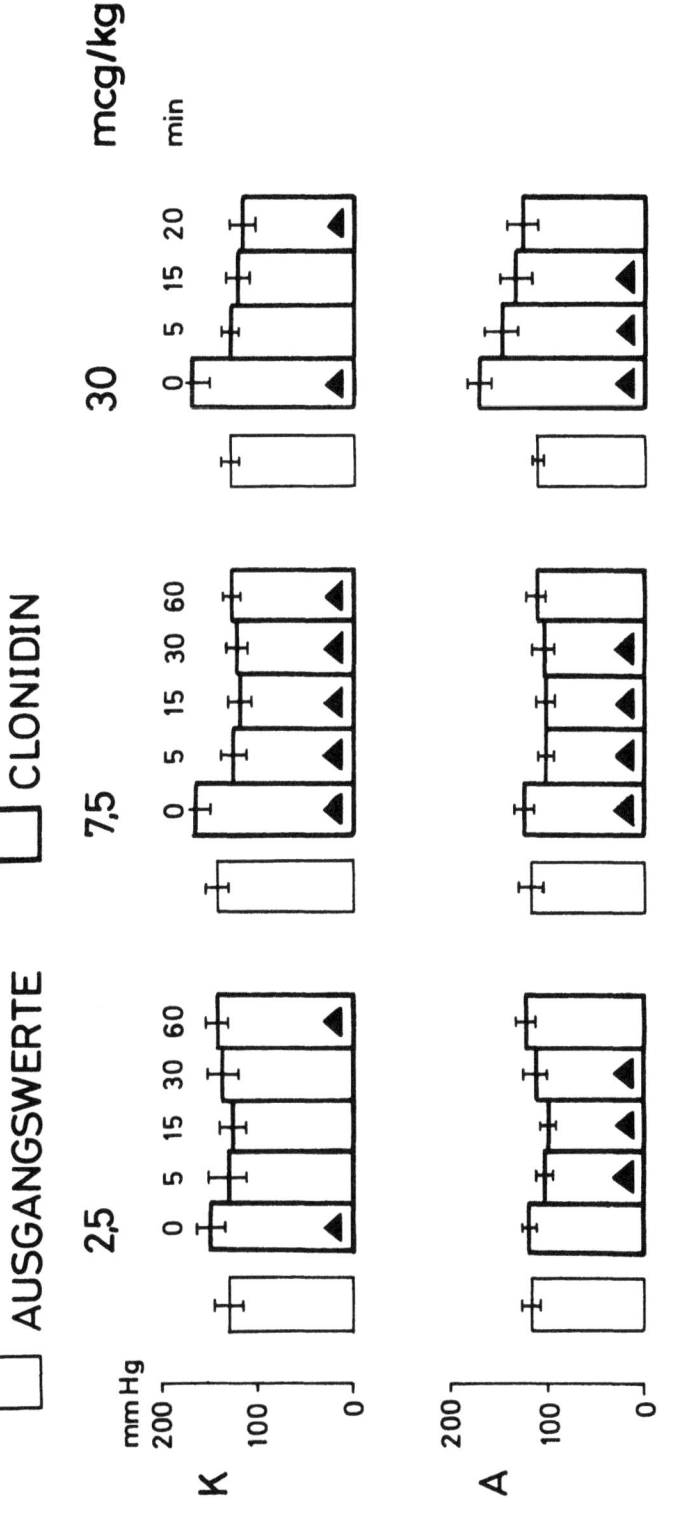

Abb. 8: Wirkungen von 2,5 - 30 mcg Clonidin/kg nach Vorbehandlung mit 12 - 14 x 0,0037 mg Reserpin/kg i.m. (A) auf den mittleren arteriellen Blutdruck wacher Zwergschweine im Vergleich zu Kontrollen (K). O = maximal erreichte Blutdruckwerte während der Injektionen und in der ersten min danach. ◀ = p zumindest <0,05 im Vergleich zur Ausgangslage hinsichtlich Blutdruckanstieg oder -senkung.

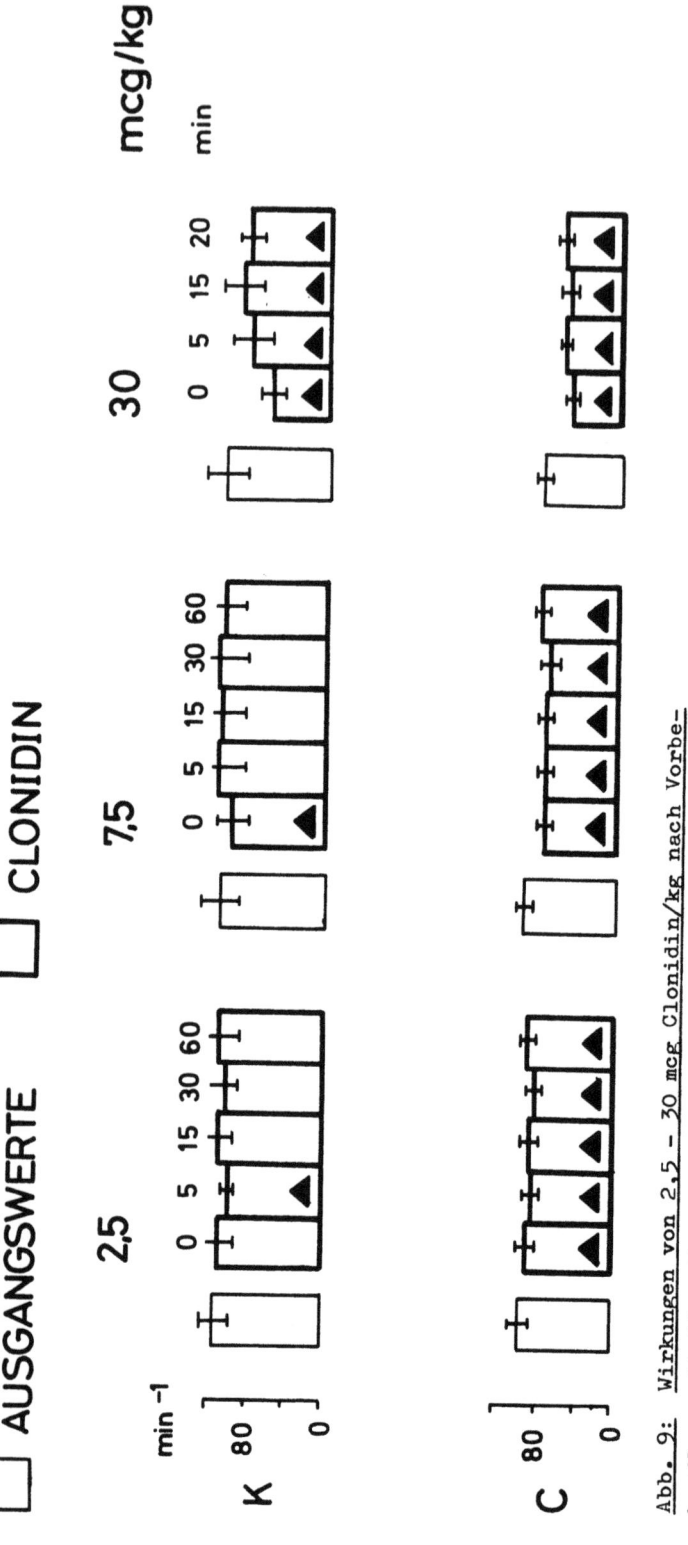

Abb. 9: Wirkungen von 2,5 - 30 mcg Clonidin/kg nach Vorbehandlung mit 12 - 14 x 0,0037 mg Reserpin/kg (A) auf die Herzfrequenz wacher Zwergschweine im Vergleich zu Kontrollen (K). Darstellung wie in Abb. 8.

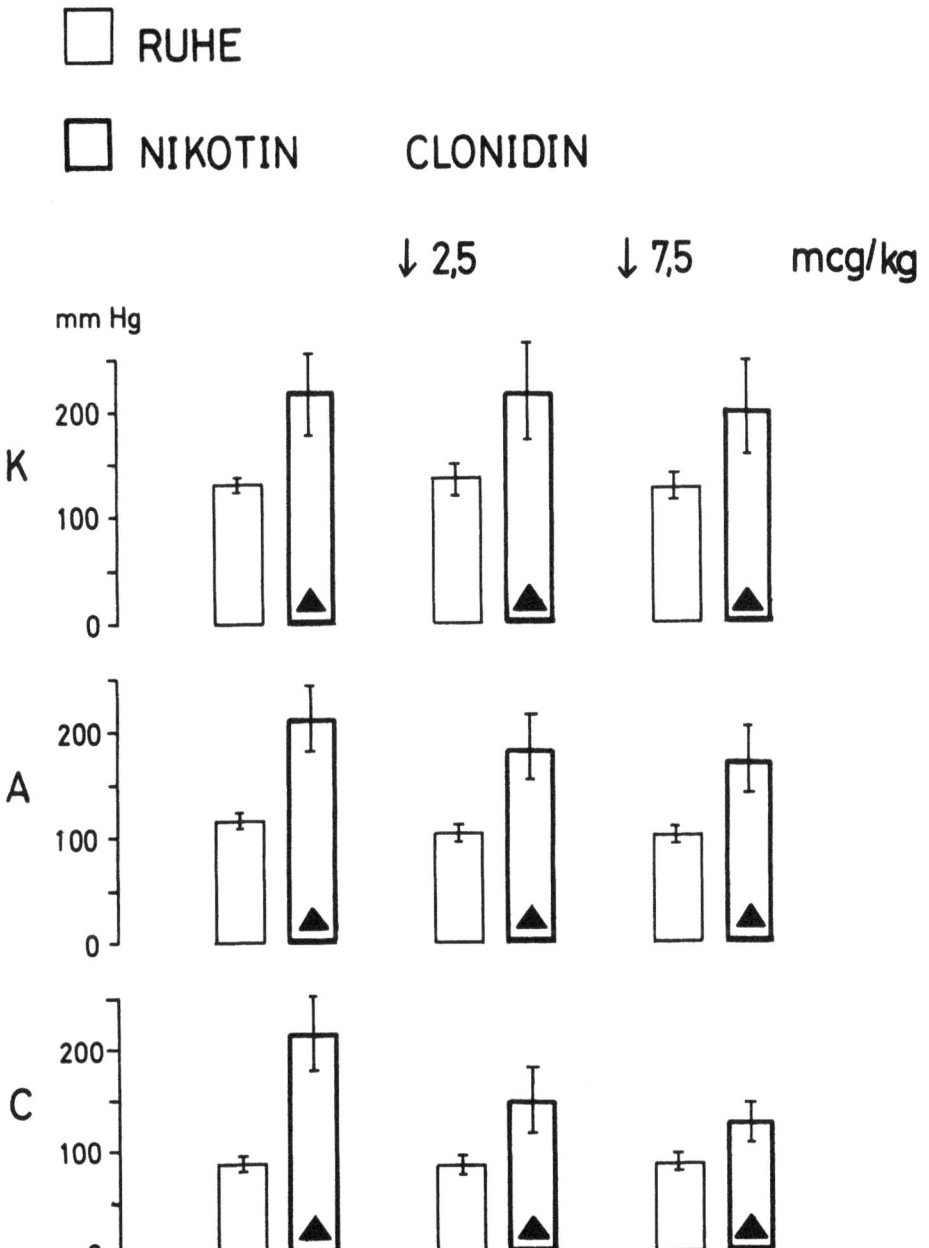

Abb. 10: Die blutdrucksteigernden Wirkungen von 0,1 mg Nikotin/ kg vor und nach Clonidingaben an nicht vorbehandelten wachen Zwergschweinen (K) und nach Vorbehandlung mit 12 - 14 x 0,0037 mg Reserpin/kg (A) oder 2 x 0,3 mg Reserpin/kg (C). ▲ = p zumindest <0,05 im Vergleich zum Ruhewert.

FORSCHUNGSBERICHTE
des Landes Nordrhein-Westfalen

*Herausgegeben
im Auftrage des Ministerpräsidenten Heinz Kühn
vom Minister für Wissenschaft und Forschung Johannes Rau*

Die „Forschungsberichte des Landes Nordrhein-Westfalen" sind in
zwölf Fachgruppen gegliedert:

Geisteswissenschaften
Wirtschafts- und Sozialwissenschaften
Mathematik / Informatik
Physik / Chemie / Biologie
Medizin
Umwelt / Verkehr
Bau / Steine / Erden
Bergbau / Energie
Elektrotechnik / Optik
Maschinenbau / Verfahrenstechnik
Hüttenwesen / Werkstoffkunde
Textilforschung

Die Neuerscheinungen in einer Fachgruppe können im Abonnement
zum ermäßigten Serienpreis bezogen werden. Sie verpflichten sich
durch das Abonnement einer Fachgruppe nicht zur Abnahme einer
bestimmten Anzahl Neuerscheinungen, da Sie jeweils unter
Einhaltung einer Frist von 4 Wochen kündigen können.

Springer Fachmedien Wiesbaden GmbH

GPSR Compliance
The European Union's (EU) General Product Safety Regulation (GPSR) is a set of rules that requires consumer products to be safe and our obligations to ensure this.

If you have any concerns about our products, you can contact us on

ProductSafety@springernature.com

In case Publisher is established outside the EU, the EU authorized representative is:

Springer Nature Customer Service Center GmbH
Europaplatz 3
69115 Heidelberg, Germany